2024 Grundlagen der 12-Kanal-EKG-Interpretation

Ihr ultimativer wissensbasierter Leitfaden zur sicheren und präzisen Entschlüsselung der elektrischen Sprache des Herzens

Gary Robin

Alle Rechte vorbehalten © Gary Robin, 2024

Inhaltsverzeichnis

So verwenden Sie dieses Handbuch......................... 4
EINFÜHRUNG... 11
Grundlagen des EKG... 20
    Das EKG-Gerät verstehen...................................... 20
    Wie EKGs funktionieren... 22
    Grundlegende EKG-Wellenformen........................ 23
Grundlagen des 12-Kanal-EKG............................. 28
    Was ist ein 12-Kanal-EKG?.................................... 28
    Lead-Konfigurationen und -Ansichten................... 32
Normale EKG-Interpretation................................. 37
    Normalwerte verstehen... 37
    Systematischer Ansatz zum Lesen von EKGs....... 40
    Identifizieren des normalen Sinusrhythmus.......... 43
Häufige EKG-Anomalien....................................... 47
    Vorhofanomalien... 47
    Ventrikuläre Anomalien... 49
    Herzblöcke... 51
Erweiterte EKG-Interpretation.............................. 55
    Ischämie und Infarkt erkennen.............................. 55
    Achsenabweichung... 61
    Bestimmung der Achse... 62
Klinische Korrelation.. 65
    EKG-Veränderungen unter verschiedenen
    Bedingungen... 65
    Lungenembolie (LE).. 69
    Fallstudien... 70

Praktische Tipps und Tricks..77
    Häufige Fallstricke bei der EKG-Interpretation........ 77
    Tipps für eine schnelle Interpretation......................80
Üben Sie EKGs... **87**
    Beispiel-EKGs für die Praxis...................................87
    Ausführliche Erklärungen und Antworten............... 93
    Erklärung des normalen Sinusrhythmus.................93
    Erläuterung der Sinusbradykardie.......................... 93
    Erklärung zu Vorhofflimmern.................................. 94
    Erläuterung der ventrikulären Tachykardie............. 94
Abschluss.. **95**

So verwenden Sie dieses Handbuch

Willkommen bei „2024 12 Lead EKG Basics", Ihrem umfassenden Begleiter auf dem Weg zur Beherrschung der EKG-Interpretation. Dieser Leitfaden ist benutzerfreundlich, ansprechend und praktisch gestaltet und stellt sicher, dass Sie nicht nur lernen, sondern auch Spaß am Prozess haben. Hier erfahren Sie, wie Sie dieses Buch optimal nutzen und Ihre EKG-Interpretationsfähigkeiten verbessern können.

Beginnen Sie mit den Grundlagen

Bevor man sich mit komplexen Arrhythmien und fortgeschrittenen Interpretationen beschäftigt, ist es wichtig, eine solide Grundlage zu schaffen. Die ersten Kapitel dieses Buches behandeln die Grundlagen von EKGs, einschließlich des Verständnisses des Geräts, der grundlegenden Wellenformen und der Anatomie eines

12-Kanal-EKGs. Wenn Sie diese Kernkonzepte verstehen, sind Sie für den Erfolg in den fortgeschritteneren Abschnitten gerüstet.

Folgen Sie dem strukturierten Ansatz

Jedes Kapitel ist sorgfältig strukturiert, um auf dem vorherigen aufzubauen. Beginnen Sie von vorne und arbeiten Sie sich nacheinander durch das Buch. Dieses schrittweise Vorgehen gewährleistet eine schrittweise Steigerung der Komplexität, sodass Sie Informationen aufnehmen können, ohne sich überfordert zu fühlen. Nehmen Sie sich für jeden Abschnitt Zeit und wiederholen Sie die Konzepte nach Bedarf, um Ihr Verständnis zu festigen.

Beschäftigen Sie sich mit Beispielen aus der Praxis

Im gesamten Buch finden Sie zahlreiche Fallstudien aus der Praxis und

Übungs-EKGs. Diese Beispiele sollen die Lücke zwischen Theorie und Praxis schließen und Ihnen praktische Erfahrungen bei der Interpretation von EKGs vermitteln. Gehen Sie jede Fallstudie so an, als ob Sie sich in einer klinischen Umgebung befänden: Analysieren Sie das EKG, wenden Sie die systematische Interpretationsmethode an und vergleichen Sie Ihre Ergebnisse mit den detaillierten Erläuterungen.

Üben, üben, üben

Die Beherrschung der EKG-Interpretation erfordert Übung. Das Buch enthält eine Fülle von Übungs-EKGs mit detaillierten Antworten. Nutzen Sie diese Übungsstreifen, um Ihr Wissen zu testen und Ihre Fähigkeiten zu verbessern. Versuchen Sie, jedes EKG selbst zu interpretieren, bevor Sie die Erklärungen lesen. Diese aktive Praxis wird Ihr Lernen festigen und Ihr Selbstvertrauen stärken.

Reflektieren und überprüfen

Nehmen Sie sich am Ende jedes Kapitels einen Moment Zeit, um über das Gelernte nachzudenken. Fassen Sie die wichtigsten Punkte in Ihren eigenen Worten zusammen und wiederholen Sie alle Abschnitte, die eine Herausforderung darstellten. Verwenden Sie die bereitgestellten Überprüfungsfragen und Zusammenfassungen, um Ihr Verständnis zu testen. Regelmäßige Reflexion und Überprüfung sind entscheidend für das langfristige Behalten und Beherrschen.

Verbinde die Punkte

Bei der EKG-Interpretation geht es nicht nur um das Ablesen von Linien auf einem Streifen; es geht darum, die Geschichte des Herzens zu verstehen. Während Sie das Buch durcharbeiten, stellen Sie immer wieder eine Verbindung zwischen den

EKG-Mustern und der zugrunde liegenden Herzphysiologie her. Wenn Sie das „Warum" hinter jedem Muster verstehen, werden Sie zu einem kompetenteren und aufschlussreicheren Interpreten.

Bleiben Sie neugierig und engagiert

Lernen sollte eine angenehme Reise sein, keine lästige Pflicht. Gehen Sie jedes Kapitel mit Neugier und Begeisterung an. Beschäftigen Sie sich aktiv mit den Inhalten – stellen Sie Fragen, suchen Sie bei Bedarf nach zusätzlichen Ressourcen und wenden Sie Ihr Wissen in klinischen Szenarien an. Je engagierter Sie sind, desto lohnender wird die Lernerfahrung sein.

Nutzen Sie zusätzliche Ressourcen

Obwohl es sich bei diesem Buch um einen umfassenden Leitfaden handelt, ist die Welt der EKG-Interpretation umfangreich. Zögern Sie nicht, zusätzliche Ressourcen wie

Online-Kurse, interaktive EKG-Datenbanken und klinische Praxis zu erkunden. Die Kombination dieses Leitfadens und anderer Lerntools sorgt für eine umfassende und fundierte Ausbildung.

Holen Sie Feedback ein und arbeiten Sie zusammen

Besprechen Sie Ihre Interpretationen und Erkenntnisse nach Möglichkeit mit Kollegen, Mentoren oder Kollegen. Kollaboratives Lernen kann neue Erkenntnisse und Perspektiven liefern und Ihr Verständnis verbessern. Auch das Feedback von erfahreneren Praktikern kann bei der Weiterentwicklung Ihrer Fähigkeiten von unschätzbarem Wert sein.

Nutzen Sie kontinuierliches Lernen

Das Gebiet der Kardiologie und EKG-Interpretation entwickelt sich ständig weiter. Bleiben Sie über die neuesten

Richtlinien, Forschungsergebnisse und Fortschritte auf dem Laufenden. Betrachten Sie dieses Buch als den Anfang Ihrer Reise, nicht als das Ende. Befürworten Sie lebenslanges Lernen und versuchen Sie kontinuierlich, Ihr Wissen und Ihre Fähigkeiten zu verbessern.

Ihr Weg zur Meisterschaft

„2024 12 Lead EKG Basics" ist mehr als nur ein Buch; Es ist ein Tor zur Beherrschung einer der wichtigsten Fähigkeiten im Gesundheitswesen. Indem Sie dem strukturierten Ansatz folgen, sich aktiv mit den Inhalten auseinandersetzen und sorgfältig üben, werden Sie Ihre Fähigkeit verbessern, EKGs genau und sicher zu interpretieren. Dieser Leitfaden ist Ihr vertrauenswürdiger Begleiter, der Sie bei jedem Schritt unterstützen soll.

Schlagen Sie also das Buch auf, tauchen Sie ein in die Welt der EKGs und begeben Sie sich auf die spannende Reise, ein Experte für die EKG-Interpretation zu werden. Ihre Patienten und Ihre Praxis werden es Ihnen danken. Viel Spaß beim Lesen, Lernen und Dolmetschen!

EINFÜHRUNG

Stellen Sie sich ein Werkzeug vor, das in die Essenz des Herzens blicken, seine Rhythmen einfangen und die Geheimnisse in seinen Schlägen enthüllen kann. Willkommen in der Welt der 12-Kanal-EKG-Interpretation – einer faszinierenden Reise in die elektrische Aktivität des Herzens. Dieses Buch ist Ihr umfassender Leitfaden zur Beherrschung der Kunst der EKG-Interpretation, einer Fähigkeit, die Leben retten, die Patientenversorgung verbessern und Ihr klinisches Fachwissen erweitern kann.

Lassen Sie uns zunächst darüber sprechen, warum dieses Buch existiert und warum es so wichtig ist. Der Zweck dieses Buches ist einfach, aber tiefgreifend: die Komplexität der 12-Kanal-EKG-Interpretation zu entmystifizieren und Ihnen einen klaren, systematischen Ansatz zum Verständnis und zur Interpretation von EKGs zu bieten. Ganz gleich, ob Sie ein Medizinstudent sind, der gerade am Anfang seiner Karriere steht, eine erfahrene Krankenschwester, die Ihre Fähigkeiten verbessern möchte, oder ein Arzt, der sein Fachwissen verfeinern möchte, dieses Buch ist genau das Richtige für Sie. Ziel ist es, die Lücke zwischen theoretischem Wissen und praktischer Anwendung zu schließen und Ihnen die Werkzeuge und das Vertrauen zu bieten, um EKGs genau zu interpretieren.

Die Bedeutung der EKG-Interpretation kann nicht genug betont werden. Elektrokardiogramme (EKGs) sind in der modernen Medizin unverzichtbar und dienen als wichtiges Diagnoseinstrument bei der Beurteilung und Behandlung zahlreicher Herzerkrankungen. Von der Notaufnahme bis zum Operationssaal, von der Ambulanz bis zur Intensivstation – die Fähigkeit, ein EKG genau zu lesen und zu interpretieren, ist eine Fähigkeit, die über Fachgebiete und Umgebungen hinausgeht.

Ein gut interpretiertes EKG kann wichtige Einblicke in die Herzfunktion liefern, lebensbedrohliche Zustände aufdecken, Behandlungsentscheidungen leiten und die Wirksamkeit von Interventionen überwachen.

Nehmen wir uns einen Moment Zeit, um das Wunder des EKG zu würdigen. Es ist mehr als nur eine Reihe von Linien auf einem Blatt Papier oder einem Bildschirm; Es handelt sich um eine Echtzeitdarstellung der elektrischen Aktivität des Herzens. Jede Welle und jedes Segment erzählt eine Geschichte – eine Geschichte von Depolarisation und Repolarisation, von elektrischen Impulsen, die durch die Vorhöfe und Ventrikel wandern, von der Arbeit des komplizierten Reizleitungssystems des Herzens. Um diese Geschichte zu verstehen, sind sowohl Wissen als auch Intuition erforderlich, eine Mischung aus Wissenschaft und Kunst. Dieses Buch soll Sie auf diesem Weg begleiten und Ihnen dabei helfen, das erforderliche Fachwissen zu entwickeln, um EKGs sicher und präzise zu interpretieren.

Nun, für wen genau ist dieses Buch gedacht? Es richtet sich an alle, die die Fähigkeit der EKG-Interpretation erlernen möchten, unabhängig von ihrer Erfahrung oder ihrem Hintergrund. Für Medizinstudenten ist es eine unschätzbar wertvolle Ressource bei der Steuerung ihrer Kursarbeiten und klinischen Rotationen und bietet eine solide Grundlage, die ihnen während ihrer gesamten Karriere von Nutzen sein wird. Pflegekräfte, die häufig als Erste EKGs erfassen und interpretieren, profitieren von den detaillierten Erklärungen und praktischen Tipps und verbessern ihre Fähigkeit, in schnelllebigen klinischen Umgebungen schnelle und genaue Beurteilungen vorzunehmen. Sanitäter und Rettungssanitäter, die häufig mit Patienten in kritischem Zustand zu tun haben, erwerben die erforderlichen Fähigkeiten, um Herznotfälle schnell und effektiv zu erkennen und darauf zu reagieren.

Für Hausärzte und Spezialisten bietet dieses Buch einen umfassenden Überblick, der ihr vorhandenes Wissen vertieft und gleichzeitig fortgeschrittene Konzepte und Nuancen vorstellt. Obwohl Kardiologen bereits Experten auf diesem Gebiet sind, können der systematische Ansatz und die Fallstudien für die Lehre und Verfeinerung ihrer Praxis nützlich sein. Im Wesentlichen richtet sich dieses Buch an jeden, der in der Patientenversorgung tätig ist und seine EKG-Interpretationsfähigkeiten verbessern möchte, egal, ob Sie ein Neuling sind, der gerne lernen möchte, oder ein Veteran, der auf dem Laufenden bleiben möchte.

Einer der überzeugendsten Aspekte der EKG-Interpretation ist ihre Mischung aus Einfachheit und Komplexität. Im Kern handelt es sich bei einem EKG um eine unkomplizierte Aufzeichnung der elektrischen Aktivität des Herzens, doch die Interpretationen, die sich aus diesen verschnörkelten Linien ergeben, können äußerst kompliziert sein. Diese Dichotomie macht EKGs so faszinierend und manchmal auch herausfordernd. Durch die Aufschlüsselung der einzelnen Komponenten und den schrittweisen Aufbau Ihres Wissens zielt dieses Buch darauf ab, das Komplexe verständlicher und das Einfache bedeutungsvoller zu machen.

Denken Sie an den Moment, in dem Sie zum ersten Mal einen EKG-Streifen betrachten. Für das ungeübte Auge mag es wie ein undurchschaubares Labyrinth aus Höhen und Tiefen erscheinen. Aber mit Wissen und Übung beginnt jede Wellenform einen Sinn zu ergeben. Die P-Welle zeigt eine atriale Depolarisation an, der QRS-Komplex stellt eine ventrikuläre Depolarisation dar und die T-Welle bedeutet eine ventrikuläre Repolarisation. Obwohl diese Wellen und Komplexe grundlegend in ihrer

Beschreibung sind, sind sie der Schlüssel zur Diagnose einer Vielzahl von Herzerkrankungen.

Stellen Sie sich die Befriedigung vor, einen Myokardinfarkt im Frühstadium zu erkennen, die verräterischen Anzeichen von Vorhofflimmern zu erkennen oder einen Schenkelblock zu lokalisieren. Dabei handelt es sich nicht nur um akademische Übungen; Es handelt sich um reale Fähigkeiten, die den Lebensverlauf eines Patienten verändern können. Jedes EKG, das Sie interpretieren, ist ein Teil des Puzzles und liefert wichtige Informationen, die Ihre klinischen Entscheidungen leiten können.

Der Weg zur Beherrschung der EKG-Interpretation gleicht dem Erlernen einer neuen Sprache. Die Zeichen und Symbole wirken zunächst fremd, die Regeln und die Syntax ungewohnt. Aber mit der Zeit und Übung beginnen Sie, diese neue

Sprache zu verstehen und sogar in ihr zu denken. Sie beginnen, Muster zu erkennen, Anomalien zu erkennen und klinische Auswirkungen vorherzusehen. Dieses Buch begleitet Sie durch diesen Lernprozess und bietet klare Erklärungen, praktische Beispiele und zahlreiche Übungsmöglichkeiten.

Beim Schreiben dieses Buches war es immer das Ziel, es so ansprechend und zugänglich wie möglich zu gestalten. Medizinische Texte können manchmal trocken und schwer zu lesen sein, aber das Verstehen von EKGs sollte eine spannende und lohnende Erfahrung sein. Daher ist die verwendete Sprache klar und verständlich, die Beispiele relevant und nachvollziehbar und die Illustrationen sollen das Verständnis fördern. Lernen soll Spaß machen, und es wurden alle Anstrengungen unternommen, um sicherzustellen, dass dieses Buch nicht nur informativ ist, sondern auch Spaß beim Lesen macht.

Um Sie bei der Stange zu halten, sind Fallstudien aus der Praxis enthalten, die Kontext bieten und die Anwendung von Konzepten in der klinischen Praxis demonstrieren. Diese Fälle werden Sie dazu herausfordern, das Gelernte anzuwenden, kritisch zu denken und einen systematischen Interpretationsansatz zu entwickeln. Am Ende dieses Buches werden Sie nicht nur die Mechanismen der EKG-Interpretation verstehen, sondern auch ihre klinische Relevanz und Bedeutung erkennen.

Darüber hinaus erkennt dieses Buch an, dass jeder anders lernt. Einige bevorzugen möglicherweise detaillierte Erklärungen und theoretischen Hintergrund, während andere von praktischer Praxis und visuellen Hilfsmitteln profitieren. Vor diesem Hintergrund werden die Inhalte in verschiedenen Formaten präsentiert – Text, Diagramme, Tabellen und Übungsstreifen –

um unterschiedlichen Lernstilen gerecht zu werden. Egal, ob Sie ein visueller Lerner sind, der von Diagrammen und Illustrationen profitiert, oder jemand, der am besten durch Wiederholung und Übung lernt, Sie werden Ressourcen finden, die Ihren Bedürfnissen entsprechen.

Zusammenfassend lässt sich sagen, dass dieses Buch mehr als nur ein Handbuch ist; Es ist eine Reise ins Herz der EKG-Interpretation. Es ist eine Einladung, die faszinierende Welt der Herzrhythmen zu erkunden, die Nuancen des Herzschlags zu verstehen und eine Fähigkeit zu erwerben, die einen erheblichen Einfluss auf das Gesundheitswesen haben kann. Egal, ob Sie am Anfang Ihrer Karriere stehen oder Ihr Fachwissen verfeinern möchten, dieses Buch bietet für jeden etwas.

Die Geschichte des Herzens wartet darauf, erzählt zu werden, und mit diesem Buch verfügen Sie über die Werkzeuge, um sie zu erzählen. Blättern Sie also um, beginnen Sie Ihre Reise und tauchen Sie ein in die Kunst und Wissenschaft der 12-Kanal-EKG-Interpretation. Die Herzen Ihrer Patienten zählen auf Sie.

Grundlagen des EKG

Das EKG-Gerät verstehen

Stellen Sie sich vor, Sie betreten ein Krankenzimmer und sehen eine Maschine mit Drähten und Leitungen, die mit einem Patienten verbunden sind. Bei diesem Gerät handelt es sich um ein EKG-Gerät, und es ist eines der leistungsstärksten Instrumente der modernen Medizin. Das Verständnis der Funktionsweise dieses Geräts ist der erste Schritt zur Beherrschung der EKG-Interpretation.

Ein EKG-Gerät soll die elektrische Aktivität des Herzens erfassen. Das Herz erzeugt elektrische Impulse, die seinen Rhythmus und seine Kontraktion regulieren. Diese Impulse werden vom EKG-Gerät aufgezeichnet. Die Maschine besteht aus mehreren Komponenten: Elektroden, Leitungen, einem Display und manchmal einem Drucker.

Elektroden sind kleine, klebrige Pflaster, die auf der Haut des Patienten angebracht werden. Diese Elektroden erfassen die elektrische Aktivität des Herzens. Bei einem 12-Kanal-EKG werden typischerweise zehn Elektroden an bestimmten Positionen auf der Brust und den Gliedmaßen des Patienten platziert. Jede Elektrode nimmt elektrische Signale vom Herzen auf, die dann an das EKG-Gerät übertragen werden.

Bei den Ableitungen handelt es sich im Wesentlichen um die verschiedenen Ansichten der elektrischen Aktivität des Herzens, die das Gerät aufzeichnet. Während wir zehn Elektroden verwenden, bietet das 12-Kanal-EKG zwölf verschiedene Perspektiven auf die Herzaktivität. Diese umfassende Ansicht hilft bei der genauen Diagnose verschiedener Herzerkrankungen.

Sobald die Elektroden platziert und mit dem EKG-Gerät verbunden sind, beginnt es mit der Aufzeichnung der elektrischen Aktivität des Herzens. Diese Aktivität wird auf einem Bildschirm angezeigt oder auf Millimeterpapier gedruckt. Das Ergebnis ist eine Reihe von Wellenformen, die verschiedene Phasen des elektrischen Zyklus des Herzens darstellen.

Wie EKGs funktionieren

Um zu verstehen, wie EKGs funktionieren, werfen wir einen Blick auf die Grundlagen der Herzelektrophysiologie. Das Herz verfügt über ein eigenes elektrisches System, das Impulse erzeugt, die Herzschläge auslösen. Diese Impulse beginnen im Sinusknoten (SA-Knoten), der oft als natürlicher Schrittmacher des Herzens bezeichnet wird. Der SA-Knoten befindet sich im rechten Vorhof und erzeugt elektrische Impulse, die sich in den Vorhöfen ausbreiten, wodurch diese sich zusammenziehen und Blut in die Ventrikel drücken.

Von den Vorhöfen wandert der elektrische Impuls zum atrioventrikulären (AV) Knoten, der als Torwächter fungiert. Der AV-Knoten verlangsamt den Impuls, bevor er in die Ventrikel gelangt. Diese Verzögerung gibt den Ventrikeln Zeit, sich mit Blut zu füllen, bevor sie sich zusammenziehen. Der Impuls wandert dann durch das His-Bündel, das sich in den rechten und linken Bündelzweig aufteilt, und schließlich in die Purkinje-Fasern. Diese Fasern verteilen den Impuls in den Ventrikeln, wodurch diese sich zusammenziehen und Blut in die Lunge und den Rest des Körpers pumpen.

Das EKG-Gerät erfasst diese elektrischen Impulse und zeigt sie als Wellenformen an. Jeder Teil der Wellenform entspricht einem bestimmten Teil des elektrischen Zyklus des Herzens. Durch die Analyse dieser Wellenformen können Gesundheitsdienstleister feststellen, ob die elektrische Aktivität des Herzens normal ist oder ob Anomalien vorliegen, die Aufmerksamkeit erfordern.

Grundlegende EKG-Wellenformen

Die EKG-Wellenform ist eine grafische Darstellung der elektrischen Aktivität des Herzens. Es ist in mehrere Schlüsselkomponenten unterteilt: die P-Welle, den QRS-Komplex und die T-Welle. Jede dieser Komponenten erzählt einen einzigartigen Teil der elektrischen Geschichte des Herzens.

P-Welle

Die P-Welle repräsentiert die Vorhofdepolarisation. Depolarisation ist ein schicker Begriff für die elektrische Aktivierung der Herzmuskelzellen. Wenn der SA-Knoten feuert, sendet er einen elektrischen Impuls durch die Vorhöfe, wodurch diese sich zusammenziehen und

Blut in die Ventrikel drücken. Diese elektrische Aktivität wird als P-Welle im EKG erfasst. Eine normale P-Welle ist klein und abgerundet, was darauf hinweist, dass die Vorhöfe ordnungsgemäß depolarisieren. Anomalien in der P-Welle können auf Probleme wie eine Vorhofvergrößerung oder Vorhofarrhythmien hinweisen.

QRS-Komplex

Auf die P-Welle folgt der QRS-Komplex, der die ventrikuläre Depolarisation darstellt. Dabei wandert der elektrische Impuls durch die Ventrikel, wodurch diese sich zusammenziehen und Blut in die Lunge und den Rest des Körpers pumpen. Der QRS-Komplex ist typischerweise viel größer als die P-Welle, da die Ventrikel größer sind und mehr Muskelmasse haben. Der QRS-Komplex besteht aus drei Teilen: der Q-Welle, der R-Welle und der S-Welle. Ein normaler QRS-Komplex ist schmal und scharf, was darauf hinweist, dass die

Ventrikel schnell und effizient depolarisieren. Ein breiter oder abnormaler QRS-Komplex kann auf Probleme wie ventrikuläre Hypertrophie, Schenkelblöcke oder ventrikuläre Arrhythmien hinweisen.

T-Welle

Nach dem QRS-Komplex kommt die T-Welle, die die ventrikuläre Repolarisation darstellt. Repolarisation ist der Prozess, bei dem die Muskelzellen des Herzens ihren elektrischen Zustand wiederherstellen, um sich auf den nächsten Herzschlag vorzubereiten. Die T-Welle ist normalerweise glatt und abgerundet. Anomalien in der T-Welle können auf Probleme wie Elektrolytstörungen, Ischämie oder ventrikuläre Hypertrophie hinweisen.

Wenn Sie diese grundlegenden Wellenformen verstehen, können Sie mit der Interpretation des EKG beginnen und feststellen, ob die elektrische Aktivität des

Herzens normal oder abnormal ist. Jede Wellenform liefert Hinweise auf verschiedene Teile des elektrischen Zyklus des Herzens und zusammen ergeben sie ein umfassendes Bild der Herzfunktion.

Um dies noch spannender zu gestalten, stellen Sie sich das EKG als eine Partitur vor. So wie ein Dirigent die Musik vorliest, um ein Orchester zu leiten, lesen Gesundheitsdienstleister das EKG, um den Herzrhythmus zu verstehen und etwaige nicht übereinstimmende Noten zu erkennen. Jede Wellenform ist wie eine Note in der Partitur und trägt zur allgemeinen Harmonie der Herzfunktion bei. Ein erfahrener Dolmetscher kann schnell erkennen, wenn etwas nicht stimmt, und Maßnahmen zur Korrektur einleiten.

Denken Sie bei Ihrer weiteren Reise in die Welt der EKG-Interpretation daran, dass Übung den Meister macht. Je besser Sie sich mit diesen Wellenformen und ihrer

Bedeutung vertraut machen, desto kompetenter werden Sie im Lesen und Interpretieren von EKGs. Diese Fähigkeit wird nicht nur Ihre klinische Praxis bereichern, sondern auch die Betreuung Ihrer Patienten verbessern.

Zusammenfassend lässt sich sagen, dass das Verständnis des EKG-Geräts, der Funktionsweise von EKGs und der grundlegenden Wellenformen die grundlegenden Schritte zur Beherrschung der EKG-Interpretation sind. Mit diesem Wissen sind Sie auf dem besten Weg, sich diese wichtige klinische Fähigkeit anzueignen. Lassen Sie uns also weitermachen und Schritt für Schritt tiefer in die faszinierende Welt der EKG-Interpretation eintauchen.

Grundlagen des 12-Kanal-EKG

Was ist ein 12-Kanal-EKG?

Stellen Sie sich vor, Sie hätten eine Kamera, die Bilder aus verschiedenen Winkeln aufnehmen kann und so eine vollständige Sicht auf ein Objekt bietet. In der Welt der Kardiologie funktioniert ein 12-Kanal-EKG (Elektrokardiogramm) ähnlich wie diese Mehrwinkelkamera und erfasst die elektrische Aktivität des Herzens aus verschiedenen Perspektiven. Diese umfassende Momentaufnahme ermöglicht es medizinischem Fachpersonal, die Herzfunktion sehr detailliert zu beurteilen, was sie zu einem unschätzbar wertvollen Hilfsmittel bei der Diagnose und Behandlung von Herzerkrankungen macht.

Im Kern zeichnet ein 12-Kanal-EKG die elektrischen Impulse auf, die den Herzschlag auslösen. Diese Impulse wandern durch das Herz und bewirken, dass es sich zusammenzieht und Blut pumpt. Durch die Platzierung von Elektroden an bestimmten Stellen des Körpers können wir diese elektrischen Signale erkennen und ein detailliertes Bild der Herzaktivität erstellen. Der Begriff „12 Ableitungen" bezieht sich auf die 12 verschiedenen Ansichten oder „Ableitungen", die das EKG-Gerät erzeugt und die jeweils eine einzigartige Perspektive der elektrischen Aktivität des Herzens bieten.

Jede Ableitung entspricht einer bestimmten Achse oder Ebene des Herzens und ermöglicht es uns, verschiedene Teile des elektrischen Leitungssystems des Herzens zu sehen. Einige Ableitungen ermöglichen uns beispielsweise einen Blick auf die Frontalebene des Herzens, während andere Einblicke in die horizontale Ebene des Herzens gewähren. Durch die Kombination dieser Ansichten können wir Anomalien im Herzrhythmus erkennen, Bereiche mit schlechter Durchblutung erkennen und

Erkrankungen wie Herzinfarkte, Arrhythmien und mehr diagnostizieren.

Das Schöne an einem 12-Kanal-EKG liegt in seiner Einfachheit und Wirksamkeit. Mit nur wenigen Elektroden und etwas Grundwissen können Sie zahlreiche Informationen über die Gesundheit des Herzens gewinnen. Es handelt sich um ein nicht-invasives, schnelles und äußerst informatives Diagnosetool, das zu einem festen Bestandteil der modernen Medizin geworden ist.

Platzierung der Elektroden

Um genaue und zuverlässige EKG-Messwerte zu erfassen, ist die präzise Platzierung der Elektroden von entscheidender Bedeutung. Stellen Sie sich diese Elektroden als die „Augen" des EKG-Geräts vor, die jeweils so positioniert sind, dass sie eine andere Ansicht des

Herzens erfassen. So platzieren Sie die Elektroden für ein 12-Kanal-EKG richtig:

1. Extremitätenelektroden:
   - Rechter Arm (RA): Platzieren Sie eine Elektrode an der Innenfläche des rechten Arms, direkt über dem Handgelenk.
   - Linker Arm (LA): Platzieren Sie eine Elektrode an der Innenfläche des linken Arms, direkt über dem Handgelenk.
   - Rechtes Bein (RL): Platzieren Sie eine Elektrode an der Innenseite des rechten Beins, direkt über dem Knöchel. Diese Elektrode dient als Masse und erzeugt kein Blei.
   - Linkes Bein (LL): Platzieren Sie eine Elektrode an der Innenfläche des linken Beins, direkt über dem Knöchel.

2. Präkordiale (Brust-)Elektroden:
   - V1: Platzieren Sie die Elektrode im vierten Interkostalraum (zwischen der vierten und fünften Rippe) direkt rechts vom Brustbein (Brustbein).

- V2: Platzieren Sie die Elektrode im vierten Interkostalraum direkt links vom Brustbein.
- V3: Positionieren Sie die Elektrode auf halbem Weg zwischen den Positionen V2 und V4.
- V4: Platzieren Sie die Elektrode im fünften Interkostalraum an der Mittelklavikularlinie (eine imaginäre Linie, die von der Mitte des Schlüsselbeins oder Schlüsselbeins gerade nach unten gezogen wird).
- V5: Platzieren Sie die Elektrode auf der gleichen Höhe wie V4, jedoch an der vorderen Achsellinie (einer imaginären Linie, die von der Vorderseite der Achselhöhle nach unten verläuft).
- V6: Positionieren Sie die Elektrode auf der gleichen Höhe wie V4 und V5, jedoch auf der Mittellinie (einer imaginären Linie, die von der Mitte der Achselhöhle nach unten verläuft).

Eine genaue Platzierung ist unerlässlich, da bereits kleine Abweichungen zu Fehlinterpretationen führen können. Durch die korrekte Platzierung der Elektroden stellen wir sicher, dass die EKG-Messwerte genau, zuverlässig und für die Diagnose von Herzerkrankungen nützlich sind.

Lead-Konfigurationen und -Ansichten

Sobald die Elektroden angebracht sind, generiert das EKG-Gerät 12 Ableitungen, von denen jede eine andere Sicht auf die elektrische Aktivität des Herzens bietet. Diese Ableitungen können in drei Hauptkategorien eingeteilt werden: Extremitätenableitungen, erweiterte Extremitätenableitungen und präkordiale (Brust-)Ableitungen.

1. Gliedmaßenleitungen:
   - Leitung I: Misst das elektrische Potenzial zwischen dem rechten und dem linken Arm.

Es bietet einen Blick auf die laterale (Seiten-)Oberfläche des Herzens.

- Ableitung II: Misst das elektrische Potenzial zwischen dem rechten Arm und dem linken Bein. Es ermöglicht einen Blick auf die untere Oberfläche des Herzens und wird häufig zur Rhythmusanalyse verwendet.

- Ableitung III: Misst das elektrische Potenzial zwischen dem linken Arm und dem linken Bein. Es ermöglicht auch einen Blick auf die Herzunterseite.

2. Erweiterte Gliedmaßenleitungen:

- aVR (augmented Vector Right): Diese Elektrode ist auf den rechten Arm ausgerichtet und bietet eine einzigartige Perspektive auf die elektrische Aktivität des Herzens. Es zeigt typischerweise das Gegenteil von dem, was in Ableitung II zu sehen ist.

- aVL (augmented Vector Left): Diese zum linken Arm ausgerichtete Elektrode bietet eine weitere seitliche Sicht auf das Herz.

- aVF (augmented Vector Foot): Diese auf die Füße ausgerichtete Elektrode bietet eine klare Sicht auf die Herzunterseite.

3. Präkordiale (Brust-)Ableitungen:
   - V1 und V2: Diese Ableitungen bieten Einblicke in den rechten Ventrikel und das interventrikuläre Septum (die Wand, die den linken und rechten Ventrikel trennt).
   - V3 und V4: Diese Ableitungen konzentrieren sich auf den vorderen (vorderen) Teil des linken Ventrikels.
   - V5 und V6: Diese Ableitungen bieten Einblicke in die Seitenfläche des linken Ventrikels.

Jede Ableitung bietet einen einzigartigen Blickwinkel und ermöglicht eine umfassende Beurteilung der elektrischen Aktivität des Herzens. Wenn beispielsweise ein Problem in der unteren Oberfläche des Herzens vorliegt, wird es in den Ableitungen II, III und aVF am deutlichsten sichtbar. Liegt ein Problem an der Vorderfläche vor, spiegelt es sich in den Ableitungen V3 und V4 wider. Dieser Ansatz aus mehreren Blickwinkeln stellt sicher, dass kein Bereich des Herzens ungeprüft bleibt, was eine präzise Diagnose und eine effektive Behandlungsplanung ermöglicht.

Das Erlernen der Interpretation dieser Hinweise erfordert Übung und Verständnis, aber wenn man es erst einmal beherrscht, wird es zu einer unschätzbar wertvollen Fähigkeit. Betrachten Sie jeden Hinweis als Teil eines Puzzles. Einzeln liefern sie wichtige Informationen, aber zusammen ergeben sie ein vollständiges Bild der Herzgesundheit. Durch die systematische Analyse jeder Ableitung können Sie Muster erkennen, Anomalien erkennen und fundierte klinische Entscheidungen treffen.

Zusammenfassend lässt sich sagen, dass das 12-Kanal-EKG ein leistungsstarkes Instrument ist, das detaillierte Einblicke in die elektrische Aktivität des Herzens bietet.

Das Verständnis der Grundlagen eines 12-Kanal-EKGs, der Platzierung der Elektroden und der Interpretation der Ableitungskonfigurationen und -ansichten sind wesentliche Schritte zur Beherrschung dieser Fähigkeit. Mit etwas Übung und Geduld erlernen Sie das Ablesen von EKGs und können so Ihre Patienten besser versorgen und im Gesundheitswesen einen wesentlichen Beitrag leisten. Lassen Sie uns also eintauchen, die Feinheiten des 12-Kanal-EKG erkunden und gemeinsam die Geheimnisse des Herzens lüften.

Normale EKG-Interpretation

Normalwerte verstehen

Willkommen in der faszinierenden Welt der EKG-Interpretation! Beginnen wir damit, uns mit den normalen Werten vertraut zu machen, die Sie in einem EKG finden. Betrachten Sie diese Werte als Ihre Wegweiser, die Ihnen bei der Navigation durch das komplexe Terrain der Herzrhythmen helfen. Wenn wir von „normalen" EKG-Werten sprechen, beziehen wir uns auf die Standardmessungen, die die elektrische Aktivität eines gesunden Herzens darstellen.

Das erste, was Sie wissen müssen, ist die Herzfrequenz. Eine normale Herzfrequenz liegt zwischen 60 und 100 Schlägen pro Minute (bpm). Diese Rate wird gemessen, indem die Anzahl der QRS-Komplexe (die spitzen Teile des EKG) gezählt wird, die in einer Minute auftreten. Liegt die

Herzfrequenz unter 60 Schlägen pro Minute, spricht man von Bradykardie. Liegt sie über 100 Schlägen pro Minute, spricht man von Tachykardie.

Lassen Sie uns als Nächstes über die P-Welle sprechen. Die P-Welle stellt die Vorhofdepolarisation dar, also die elektrische Aktivität, die dazu führt, dass sich die Vorhöfe (die oberen Herzkammern) zusammenziehen. Eine normale P-Welle ist glatt und abgerundet und sollte nicht mehr als 2,5 Millimeter hoch und 0,12 Sekunden breit sein.

Auf die P-Welle folgt das PR-Intervall, die Zeit zwischen dem Beginn der P-Welle und dem Beginn des QRS-Komplexes. Dieses Intervall stellt die Zeit dar, die der elektrische Impuls benötigt, um von den Vorhöfen zu den Ventrikeln (den unteren Kammern des Herzens) zu gelangen. Ein normales PR-Intervall liegt zwischen 0,12 und 0,20 Sekunden. Wenn das PR-Intervall länger als 0,20 Sekunden ist, kann dies auf eine Verzögerung im elektrischen Leitungssystem hinweisen.

Der QRS-Komplex, der dem PR-Intervall folgt, repräsentiert die ventrikuläre Depolarisation. Dabei ziehen sich die Ventrikel zusammen, um Blut in den Körper und die Lunge zu pumpen. Ein normaler QRS-Komplex ist scharf und schmal und dauert weniger als 0,12 Sekunden. Ein breiterer QRS-Komplex kann auf eine Anomalie in der Depolarisation der Ventrikel hinweisen.

Nach dem QRS-Komplex sehen wir die ST-Strecke und die T-Welle. Die ST-Strecke stellt die Zeit zwischen ventrikulärer Depolarisation und Repolarisation dar (wenn sich der Herzmuskel auf den nächsten Schlag vorbereitet). Das ST-Segment sollte flach sein und auf der gleichen Höhe wie die Basislinie des EKG liegen. Eine Erhöhung oder Senkung des

ST-Segments kann auf Probleme wie Ischämie oder Infarkt (mangelnde Durchblutung des Herzmuskels) hinweisen.

Die T-Welle folgt der ST-Strecke und repräsentiert die ventrikuläre Repolarisation. Eine normale T-Welle ist in den meisten Ableitungen leicht asymmetrisch und aufrecht. Es sollte weder zu hoch noch zu flach sein. Anomalien in der T-Welle können auf verschiedene Herzerkrankungen hinweisen, beispielsweise auf Elektrolytstörungen oder einen Myokardinfarkt.

Schließlich stellt das QT-Intervall, das den QRS-Komplex, das ST-Segment und die T-Welle umfasst, die Gesamtzeit für die ventrikuläre Depolarisation und Repolarisation dar. Ein normales QT-Intervall beträgt bei Männern weniger als 0,44 Sekunden und bei Frauen weniger als 0,46 Sekunden. Eine Verlängerung des

QT-Intervalls kann das Risiko gefährlicher Herzrhythmusstörungen erhöhen.

Das Verständnis dieser Normalwerte ist von entscheidender Bedeutung, da sie als Grundlage für die Identifizierung von Anomalien dienen. Betrachten Sie sie als die „normale" Einstellung eines Radios. Wenn die Einstellungen deaktiviert sind, wissen Sie, dass etwas angepasst werden muss.

Systematischer Ansatz zum Lesen von EKGs

Das Ablesen eines EKGs kann sich wie das Lösen eines Rätsels anfühlen. Um diesen Prozess zu vereinfachen, ist es hilfreich, einen systematischen Ansatz zu verfolgen. Diese Methode stellt sicher, dass Ihnen keine wichtigen Details entgehen und hilft Ihnen, EKGs konsistent und genau zu interpretieren.

1. Frequenz: Beginnen Sie mit der Bestimmung der Herzfrequenz. Zählen Sie die Anzahl der QRS-Komplexe in einem 6-Sekunden-Streifen und multiplizieren Sie sie mit 10, um die Schläge pro Minute zu erhalten. Wenn Sie einen vollständigen 10-Sekunden-Streifen haben, können Sie alternativ die QRS-Komplexe zählen und mit 6 multiplizieren.

2. Rhythmus: Beurteilen Sie die Regelmäßigkeit des Rhythmus. Schauen Sie sich den Abstand zwischen QRS-Komplexen an. Ist es regelmäßig oder unregelmäßig? Ein regelmäßiger Rhythmus weist gleichmäßige Abstände auf, während ein unregelmäßiger Rhythmus variiert. Dies kann Ihnen helfen, Arrhythmien zu erkennen.

3. P-Wellen: Untersuchen Sie die P-Wellen. Sind sie vor jedem QRS-Komplex vorhanden? Sind sie glatt und rund? Dies

hilft Ihnen festzustellen, ob die Vorhöfe normal depolarisieren.

4. PR-Intervall: Messen Sie das PR-Intervall. Liegt es im normalen Bereich (0,12–0,20 Sekunden)? Dadurch erfahren Sie, ob es zu Verzögerungen bei der Leitung von den Vorhöfen zu den Ventrikeln kommt.

5. QRS-Komplex: Überprüfen Sie die QRS-Dauer. Sind es weniger als 0,12 Sekunden? Ein schmaler QRS-Komplex deutet auf eine normale ventrikuläre Depolarisation hin, während ein breiter QRS-Komplex auf eine Leitungsverzögerung oder einen ventrikulären Ursprung des Schlags hinweisen kann.

6. ST-Segment: Bewerten Sie das ST-Segment auf Hebung oder Senkung. Dies kann auf eine Ischämie, einen Infarkt oder andere Erkrankungen des Herzmuskels hinweisen.

7. T-Wellen: Schauen Sie sich die T-Wellen an. Sind sie aufrecht und asymmetrisch? Abnormale T-Wellen können auf verschiedene Herzprobleme hinweisen.

8. QT-Intervall: Messen Sie das QT-Intervall. Liegt es im normalen Bereich? Eine Verlängerung kann den Patienten für Herzrhythmusstörungen prädisponieren.

9. Gesamtinterpretation: Zum Schluss fügen Sie alle Teile zusammen. Berücksichtigen Sie den klinischen Kontext und suchen Sie nach Mustern, die auf bestimmte Erkrankungen hinweisen. Diese ganzheitliche Betrachtung hilft Ihnen, eine genaue Diagnose zu stellen.

Wenn Sie diesem systematischen Ansatz folgen, können Sie jeden Teil des EKG methodisch analysieren und ein vollständiges Bild der elektrischen Aktivität des Herzens erstellen. Wenn Sie diese

Methode konsequent anwenden, wird sie Ihnen bald zur zweiten Natur werden.

Identifizieren des normalen Sinusrhythmus

Der normale Sinusrhythmus (NSR) ist der Goldstandard für einen gesunden Herzrhythmus. Die Identifizierung von NSR umfasst die Überprüfung auf bestimmte Kriterien, die darauf hinweisen, dass das elektrische System des Herzens ordnungsgemäß funktioniert.

Zunächst sollte die Herzfrequenz zwischen 60 und 100 Schlägen pro Minute liegen. Dieser Bereich gilt für einen ruhenden Erwachsenen als normal. Wenn die Frequenz außerhalb dieses Bereichs liegt, kann dies auf eine Arrhythmie, Bradykardie oder Tachykardie hinweisen.

Suchen Sie als Nächstes nach P-Wellen vor jedem QRS-Komplex. Bei der NSR sollte jeder Schlag vom Sinusknoten (SA) ausgehen, dem natürlichen Schrittmacher des Herzens, der die P-Welle erzeugt. Die P-Wellen sollten in Form und Größe einheitlich sein, was darauf hinweist, dass jeder Herzschlag von der gleichen Stelle kommt.

Das PR-Intervall sollte im normalen Bereich von 0,12 bis 0,20 Sekunden liegen. Dieses Intervall stellt die Zeit dar, die der elektrische Impuls benötigt, um von den Vorhöfen zu den Ventrikeln zu gelangen. Ein normales PR-Intervall deutet darauf hin, dass der Leitungsweg frei ist und ordnungsgemäß funktioniert.

Der QRS-Komplex sollte schmal sein, weniger als 0,12 Sekunden, was darauf hinweist, dass die Ventrikel normal depolarisieren. Bei der NSR sind die QRS-Komplexe gleichmäßig verteilt und weisen einen regelmäßigen Rhythmus auf.

Das ST-Segment sollte flach sein, ohne Erhebung oder Vertiefung. Dies weist darauf hin, dass keine akute Ischämie oder kein Herzinfarkt vorliegt, der den Herzmuskel betrifft.

Die T-Welle sollte aufrecht und leicht asymmetrisch sein. Es sollte dem QRS-Komplex ohne nennenswerte Verzögerung folgen. Dies zeigt eine normale ventrikuläre Repolarisation.

Schließlich sollte das QT-Intervall im für das Geschlecht des Patienten normalen Bereich liegen. Ein normales QT-Intervall zeigt an, dass die Ventrikel innerhalb eines sicheren Zeitrahmens repolarisieren, wodurch das Risiko von Arrhythmien verringert wird.

Zusammenfassend lässt sich sagen, dass ein normaler Sinusrhythmus durch eine Herzfrequenz von 60–100 Schlägen pro Minute, konsistente P-Wellen vor jedem QRS-Komplex, ein normales PR-Intervall, schmale QRS-Komplexe, flache ST-Segmente, aufrechte T-Wellen und ein normales QT-Intervall gekennzeichnet ist. Die Identifizierung dieser Merkmale bestätigt, dass das elektrische System des Herzens ordnungsgemäß funktioniert, und bietet eine zuverlässige Basislinie, mit der Sie etwaige Anomalien vergleichen können.

Indem Sie die Identifizierung des normalen Sinusrhythmus beherrschen, legen Sie die Grundlage für die Erkennung von Abweichungen und die Diagnose verschiedener Herzerkrankungen. Durch Übung und Wiederholung werden Sie in der Lage sein, NSR schnell zu erkennen und zu verstehen, wenn etwas nicht stimmt. Diese Grundkompetenz ist für jeden, der sich mit der Herzversorgung befasst, von entscheidender Bedeutung und wird Ihnen während Ihrer gesamten medizinischen Karriere von großem Nutzen sein.

Häufige EKG-Anomalien

Vorhofanomalien

Wenn wir uns ein EKG ansehen, sehen wir nicht nur zufällige Linien; Wir lesen eine Geschichte, die uns das Herz erzählt. Vorhofanomalien gehören zu den häufigsten Problemen, mit denen Sie konfrontiert werden, und sie können uns viel darüber verraten, was in den oberen Kammern des Herzens, den sogenannten Vorhöfen, vor sich geht.

Eine der häufigsten Vorhofanomalien ist Vorhofflimmern, oft auch als „VHF" bezeichnet. Stellen Sie sich die Atrien als eine eingespielte Tanzgruppe vor. Bei einem gesunden Herzen ist der Tanz gleichmäßig und synchron, bei Vorhofflimmern ist es jedoch, als würde jeder Tänzer sein eigenes Ding machen, was zu einer chaotischen Darbietung führt. Auf einem EKG sieht dies wie eine wellenförmige, unregelmäßige

Grundlinie aus, statt der sauberen, gleichmäßigen P-Wellen, die man bei einem normalen Rhythmus erwarten würde. Die QRS-Komplexe – die scharfen Spitzen, die ventrikuläre Kontraktionen darstellen – erscheinen immer noch, aber sie sind unregelmäßig verteilt und spiegeln die unregelmäßigen Signale aus den Vorhöfen wider.

Eine weitere häufige Vorhofanomalie ist Vorhofflattern. Stellen Sie sich das so vor, als würden die Vorhöfe versuchen, zu schnell zu tanzen. Anstelle eines chaotischen Verhaltens wie bei Vorhofflimmern zeigt das Vorhofflattern einen sehr schnellen, aber einigermaßen regelmäßigen Rhythmus. Im EKG sieht dies oft wie ein Sägezahnmuster aus, das als „Flatterwellen" bezeichnet wird und besonders in den Ableitungen II, III und aVF auffällt. Die Ventrikel, die schnelle Signale von den Vorhöfen empfangen, reagieren normalerweise mit einer regelmäßigen Frequenz, oft jedoch langsamer als die Flatterfrequenz.

Eine Vorhofvergrößerung, eine weitere wichtige Anomalie, kann auch im EKG festgestellt werden. Wenn die Vorhöfe überlastet sind, beispielsweise aufgrund von Bluthochdruck oder einer Herzklappenerkrankung, können sie sich vergrößern, genau wie ein Muskel, der überlastet wird. Diese Vergrößerung ist im EKG in den P-Wellen erkennbar. Bei der Vergrößerung des rechten Vorhofs ist die P-Welle hoch und spitz, insbesondere in Ableitung II. Die Vergrößerung des linken Vorhofs hingegen zeigt sich als breite, oft eingekerbte P-Welle, die die verlängerte Depolarisation widerspiegelt, wenn sich das elektrische Signal durch den größeren Vorhofmuskel bewegt.

Ventrikuläre Anomalien

Wenn wir uns den Ventrikeln nähern, den Kraftwerken des Herzens, stoßen wir auf eine Reihe anderer Anomalien. Diese Anomalien können schwerwiegender sein, da die Ventrikel dafür verantwortlich sind, das Blut durch den Körper zu pumpen.

Eine der schwerwiegendsten ventrikulären Anomalien ist die ventrikuläre Tachykardie oder „V-Tachykardie". Stellen Sie sich vor, wie die Herzkammern unkontrolliert rasen und sich so schnell zusammenziehen, dass sie sich zwischen den Herzschlägen nicht richtig mit Blut füllen können. Im EKG erscheint die V-Tachykardie als eine Reihe breiter, bizarrer QRS-Komplexe, oft mit einer Frequenz von über 100 Schlägen pro Minute. Es handelt sich um einen medizinischen Notfall, da es zu Kammerflimmern führen kann, einem chaotischen Rhythmus, bei dem die Herzkammern nutzlos zittern, anstatt Blut zu pumpen. Kammerflimmern oder „V-Fib" sieht im EKG wie eine chaotische, unregelmäßige Wellenform aus, ohne erkennbare P-Wellen, QRS-Komplexe oder T-Wellen. Es ist lebensbedrohlich und erfordert ein sofortiges Eingreifen, in der Regel eine Defibrillation.

Ein weiteres ventrikuläres Problem sind vorzeitige ventrikuläre Kontraktionen (PVCs). Hierbei handelt es sich um zusätzliche Schläge, die auftreten, wenn die Herzkammern außerhalb des normalen Rhythmus zu früh feuern. Im EKG sind PVCs als breite, bizarre QRS-Komplexe zu erkennen, die früher als erwartet auftreten. Auf sie folgt oft eine Pause, während sich das Herz neu startet. Während gelegentliche PVCs häufig und oft harmlos sind, können häufige PVCs auf zugrunde liegende Herzprobleme hinweisen und sollten untersucht werden.

Schenkelblöcke sind ebenfalls bedeutende ventrikuläre Anomalien. Das Herz hat zwei Hauptäste in seinem Reizleitungssystem, den linken und den rechten Schenkel. Wenn einer dieser Zweige blockiert ist, verzögert dies das Erreichen des elektrischen Signals auf dieser Seite des Herzens. Diese Verzögerung zeigt sich im EKG als erweiterter QRS-Komplex. Bei einem Rechtsschenkelblock (RSB) sieht der QRS-Komplex in den Ableitungen V1 und V2 wie ein „M" oder „Hasenohren" aus, während bei einem Linksschenkelblock (LSB) der QRS-Komplex in den Ableitungen breit und eingekerbt ist V5 und V6.

Herzblöcke

Herzblockaden sind eine weitere kritische Kategorie von EKG-Anomalien, die die Fähigkeit des Herzens beeinträchtigen, elektrische Signale von den Vorhöfen an die Ventrikel zu übertragen. Diese Blockaden können leicht bis schwer sein und die Herzfunktion erheblich beeinträchtigen.

Der Herzblock ersten Grades ist die mildeste Form, bei der das elektrische Signal verzögert ist, aber dennoch die Ventrikel erreicht. Im EKG ist dies als verlängertes PR-Intervall von mehr als 0,2 Sekunden zu erkennen. Obwohl es normalerweise nicht schwerwiegend ist, kann es auf zugrunde liegende Herzerkrankungen hinweisen, die überwacht werden müssen.

Es gibt zwei Arten von Herzblockaden zweiten Grades: Mobitz-Typ I (Wenckebach) und Mobitz-Typ II. Bei Mobitz Typ I verlängert sich das PR-Intervall zunehmend, bis ein Schlag ausfällt (der QRS-Komplex erscheint nicht mehr). Dies sieht im EKG oft wie ein sich wiederholender Zyklus aus. Mobitz Typ II hingegen ist besorgniserregender. Hier ist das PR-Intervall konstant, gelegentlich fallen jedoch QRS-Komplexe ohne Vorwarnung aus. Diese Unregelmäßigkeit kann zu schwerwiegenderen Herzproblemen führen und erfordert häufig einen Herzschrittmacher.

Der Herzblock dritten Grades oder vollständiger Herzblock ist die schwerste Form. In diesem Zustand sind die atrialen Signale vollständig daran gehindert, die Ventrikel zu erreichen. Die Vorhöfe und Ventrikel schlagen unabhängig voneinander, wobei die Vorhöfe häufig normal und die Ventrikel viel langsamer schlagen. Im EKG erscheinen dies als P-Wellen und QRS-Komplexe, die in keiner Beziehung zueinander stehen. Es handelt sich um eine ernste Erkrankung, die in der Regel einen Herzschrittmacher erfordert, um sicherzustellen, dass das Herz effektiv schlägt.

Das Verständnis dieser häufigen EKG-Anomalien ist für jeden, der an der Patientenversorgung beteiligt ist, von entscheidender Bedeutung. Jede Anomalie erzählt eine einzigartige Geschichte darüber, was im Herzen passiert, und liefert wichtige Hinweise, die als Leitfaden für Diagnose und Behandlung dienen. Indem Sie diese Muster erkennen und ihre Auswirkungen verstehen, können Sie fundierte Entscheidungen treffen, die sich erheblich auf die Patientenergebnisse auswirken.

In diesem Buch werden wir uns eingehender mit jeder dieser Anomalien befassen und ihre Ursachen, ihre klinische Bedeutung und ihre Behandlungsstrategien untersuchen. Mit etwas Übung und Beharrlichkeit werden Sie in der Lage sein, diese wichtigen EKG-Befunde zu erkennen und zu interpretieren, und so Ihre Fähigkeit verbessern, Ihren Patienten eine qualitativ hochwertige Versorgung zu bieten. Lassen Sie uns also unsere Reise in die faszinierende Welt der EKG-Interpretation fortsetzen, in der jeder Schlag eine Geschichte erzählt und jede Wellenform einen Hinweis enthält.

Erweiterte EKG-Interpretation

Ischämie und Infarkt erkennen

Das Herz, ein kräftiger Muskel, der unermüdlich Blut pumpt, ist auf eine konstante Versorgung mit Sauerstoff und Nährstoffen durch die Herzkranzgefäße angewiesen. Wenn diese Arterien verengt oder blockiert werden, leidet der Herzmuskel (Myokard) unter Sauerstoffmangel – ein Zustand, der als Ischämie bezeichnet wird. Eine längere Ischämie kann zu einem Myokardinfarkt (MI) führen, der allgemein als Herzinfarkt bezeichnet wird. Das Erkennen der Anzeichen einer Ischämie und eines Infarkts im EKG ist für eine rechtzeitige Intervention und Behandlung von entscheidender Bedeutung.

Stellen Sie sich ein Szenario vor: Sie sind in der Notaufnahme und ein Patient kommt und klagt über Brustschmerzen. Das erste

Hilfsmittel, zu dem Sie greifen, ist das EKG. Zu wissen, worauf man auf diesem scheinbar einfachen Papierstreifen achten muss, kann einen lebensrettenden Unterschied machen.

Ischämie

Ischämie ist das frühe Stadium des Sauerstoffmangels im Herzmuskel. Im EKG zeigt sich eine Ischämie typischerweise als Veränderungen im ST-Segment und in den T-Wellen. Das ST-Segment ist der flache Abschnitt des EKG zwischen dem Ende der S-Welle (Teil des QRS-Komplexes) und dem Beginn der T-Welle.

- ST-Segmentdepression: Eines der charakteristischen Anzeichen einer Ischämie ist die ST-Segmentdepression. Dies bedeutet, dass die ST-Strecke niedriger als die Grundlinie liegt. Es kann als horizontale, abfallende oder ansteigende Vertiefung erscheinen. Eine deutliche

ST-Senkung (mehr als 1 mm) ist ein Warnsignal und weist darauf hin, dass ein Teil des Herzmuskels nicht genügend Sauerstoff erhält.

- T-Wellen-Inversion: Ein weiterer Hinweis ist die Inversion von T-Wellen, was bedeutet, dass die T-Welle nach unten statt nach oben zeigt. Diese Veränderung kann subtil oder ausgeprägt sein, geht jedoch häufig mit ischämischen Erkrankungen einher.

Infarkt

Wenn die Ischämie fortschreitet und der Herzmuskel abzusterben beginnt, treten wir in das Gebiet eines Myokardinfarkts (MI) ein. Die mit einem MI verbundenen EKG-Veränderungen sind dramatischer und entwickeln sich in verschiedenen Stadien:

- Hyperakute T-Wellen: In den sehr frühen Stadien eines MI können die T-Wellen hoch und spitz werden. Dieses Stadium ist flüchtig und kann leicht übersehen werden, wenn das EKG nicht umgehend durchgeführt wird.

- ST-Strecken-Hebung: Das deutlichste Zeichen eines akuten Myokardinfarkts ist die ST-Strecken-Hebung. Im Gegensatz zur ST-Senkung bedeutet die Elevation, dass die ST-Strecke höher als die Grundlinie liegt. Diese Erhöhung stellt eine Verletzung des Herzmuskels dar und ist ein medizinischer Notfall. Das spezifische Muster und der Ort der ST-Hebung können dabei helfen, festzustellen, welcher Teil des Herzens betroffen ist. Beispielsweise weist eine ST-Hebung in den Ableitungen II, III und aVF auf einen inferioren Myokardinfarkt hin, während Erhöhungen in den Ableitungen V1–V4 auf einen anterioren Myokardinfarkt hinweisen.

- Pathologische Q-Wellen: Mit fortschreitendem Infarkt können sich pathologische Q-Wellen entwickeln. Diese Q-Wellen sind tiefer und breiter als normal und weisen darauf hin, dass ein Teil des Herzmuskels irreversiblen Schaden erlitten hat. Sobald sie auftreten, bleiben sie normalerweise für unbestimmte Zeit im EKG und dienen als Marker für einen vergangenen Herzinfarkt.

- T-Wellen-Inversion: Nach der akuten Phase kann die T-Wellen-Inversion erneut auftreten und über Tage, Wochen oder sogar länger anhalten, was auf laufende Veränderungen im Herzmuskel während der Heilung zurückzuführen ist.

Bündelverzweigungsblöcke

Das elektrische System des Herzens ist wie ein gut choreografierter Tanz, bei dem Impulse über bestimmte Bahnen wandern, um sicherzustellen, dass das Herz koordiniert schlägt. Zu diesen Bahnen gehören der rechte und der linke

Bündelzweig. Wenn einer dieser Zweige blockiert ist, kommt es zu einem Schenkelblock (BBB), der den normalen Ablauf der elektrischen Aktivierung stört.

Rechtsschenkelblock (RBBB)

Bei einem Rechtsschenkelblock gelangt der elektrische Impuls verzögert zum rechten Ventrikel. Diese Verzögerung führt zu einem charakteristischen Muster im EKG.

- QRS-Dauer: Der QRS-Komplex ist breiter als gewöhnlich, typischerweise länger als 120 Millisekunden (drei kleine Quadrate auf dem EKG-Papier).

- RSR'-Muster: In den Ableitungen V1 und V2, die auf die rechte Seite des Herzens blicken, sehen Sie ein Muster, das wie Hasenohren oder eine „M"-Form aussieht. Dies ist auf die verzögerte Depolarisation des rechten Ventrikels zurückzuführen.

- Breite S-Wellen: In den seitlichen Ableitungen (I, aVL, V5, V6) bemerken Sie möglicherweise breite, undeutliche S-Wellen.

Ein RSB kann bei gesunden Personen beobachtet werden, kann aber auch auf eine zugrunde liegende Herzerkrankung hinweisen, insbesondere wenn er plötzlich auftritt.

Linksschenkelblock (LBBB)

Beim Linksschenkelblock kommt es zu einer Verzögerung des elektrischen Impulses auf seinem Weg zum linken Ventrikel, wodurch ein anderes, aber ebenso charakteristisches Muster entsteht.

- QRS-Dauer: Wie beim RSB ist auch der QRS-Komplex beim LBBB verbreitert und überschreitet 120 Millisekunden.

- Gekerbte R-Wellen: In Ableitungen, die die linke Seite des Herzens sehen (I, aVL, V5, V6), sehen Sie breite, gekerbte R-Wellen, die wie die Spitze eines Berges aussehen können.

- Fehlende Q-Wellen: Die normalen kleinen Q-Wellen in diesen Ableitungen fehlen beim LBBB.

- Tiefe S-Wellen: In den rechten präkordialen Ableitungen (V1, V2) sind tiefe, breite S-Wellen vorhanden.

Der LBBB geht häufig mit einer schwerwiegenden zugrunde liegenden Herzerkrankung wie einer koronaren Herzkrankheit oder einer Kardiomyopathie einher und erfordert weitere Untersuchungen.

Achsenabweichung

Die elektrische Achse des Herzens stellt die allgemeine Richtung des elektrischen Impulses dar, der sich durch das Herz bewegt. Betrachten Sie es als die Kompassrichtung der elektrischen Aktivität des Herzens. Eine Achsenabweichung tritt auf, wenn sich diese Richtung ungewöhnlich nach links oder rechts verschiebt.

Bestimmung der Achse

Um die Achse zu bestimmen, betrachten wir die QRS-Komplexe in den Ableitungen I und aVF:

- Normale Achse: Wenn die QRS-Komplexe in beiden Ableitungen I und aVF positiv sind (nach oben zeigen), ist die Achse normal, im Allgemeinen zwischen -30° und +90°.

- Abweichung der linken Achse (LAD): Wenn der QRS-Komplex in Ableitung I positiv und in Ableitung aVF negativ ist, weicht die Achse nach links ab, zwischen -30° und -90°. LAD kann auf Erkrankungen wie eine linksventrikuläre Hypertrophie, einen linken vorderen Faszikelblock oder einen früheren inferioren Myokardinfarkt hinweisen.

- Rechtsachsenabweichung (RAD): Wenn der QRS-Komplex in Ableitung I negativ und in Ableitung aVF positiv ist, weicht die Achse nach rechts ab, zwischen +90° und +180°. RAD kann bei Erkrankungen wie rechtsventrikulärer Hypertrophie, chronischer Lungenerkrankung oder linker hinterer Faszikelblockade auftreten.

Klinische Relevanz der Achsenabweichung

Das Verständnis der Achsenabweichung hilft bei der Diagnose und dem Verständnis der zugrunde liegenden Herz- oder Systemerkrankungen, die das Herz betreffen. Es liefert Hinweise auf den strukturellen und funktionellen Status des Herzens und leitet weitere diagnostische und therapeutische Schritte.

Zur Interpretation komplexer EKGs gehört nicht nur das Erkennen von Mustern, sondern auch das Verstehen der Geschichte hinter diesen Mustern. Es geht darum, die Zusammenhänge zwischen den elektrischen Impulsen, die wir im EKG sehen, und den physiologischen Vorgängen im Herzen herzustellen. Indem Sie die Interpretation von Ischämie, Infarkt, Schenkelblöcken und Achsenabweichung beherrschen, erhalten Sie ein leistungsstarkes Werkzeug in Ihrem klinischen Arsenal, das die Patientenversorgung und -ergebnisse erheblich beeinflussen kann. Mit etwas Übung verwandelt sich das, was wie eine verwirrende Reihe von Linien und Wellen erscheinen mag, in eine zusammenhängende, informative Darstellung der Gesundheit und Funktion des Herzens.

Klinische Korrelation

Wenn wir tiefer in die faszinierende Welt der EKG-Interpretation eintauchen, ist es wichtig, die Zusammenhänge zwischen dem, was wir im EKG sehen, und dem, was im Körper des Patienten geschieht, zu verknüpfen. Bei der klinischen Korrelation geht es darum, zu verstehen, wie spezifische EKG-Veränderungen verschiedene Herz- und Systemerkrankungen widerspiegeln. In diesem Kapitel werden EKG-Veränderungen im Zusammenhang mit drei häufigen und kritischen Erkrankungen untersucht: Myokardinfarkt, Perikarditis und Lungenembolie. Um diese Konzepte zum Leben zu erwecken, untersuchen wir auch Fallstudien aus der Praxis und vermitteln Ihnen ein praktisches Verständnis dafür, wie Sie dieses Wissen anwenden können.

EKG-Veränderungen unter verschiedenen Bedingungen

Myokardinfarkt (MI)

Ein Myokardinfarkt, allgemein bekannt als Herzinfarkt, entsteht, wenn der Blutfluss zu einem Teil des Herzmuskels blockiert ist. Dies kann zu einer Schädigung oder zum Tod des Herzmuskels führen, wenn es nicht rechtzeitig behandelt wird. EKG-Veränderungen sind für die Diagnose und Behandlung eines Herzinfarkts von entscheidender Bedeutung. Hier ist, worauf Sie achten müssen:

1. ST-Hebungs-Myokardinfarkt (STEMI)

   - ST-Segment-Hebung: Eines der charakteristischen Anzeichen eines STEMI ist die Hebung des ST-Segments. Diese Erhöhung entsteht aufgrund der Verletzung des Herzmuskels. Im EKG erscheint es als deutliche Aufwärtsabweichung des ST-Segments von der Grundlinie.

- Reziproke Veränderungen: Hierbei handelt es sich um ST-Segment-Senkungen in Ableitungen, die den Ableitungen entgegengesetzt sind, die eine Anhebung zeigen. Sie liefern eine weitere Bestätigung eines Myokardinfarkts.

- Q-Wellen: Pathologische Q-Wellen können sich Stunden bis Tage nach einem Infarkt entwickeln und auf eine Nekrose (Absterben) von Herzmuskelgewebe hinweisen. Diese Wellen sind breiter und tiefer als normale Q-Wellen.

2. Nicht-ST-Hebungs-Myokardinfarkt (NSTEMI)

- ST-Strecken-Senkung: Im Gegensatz zu STEMI kommt es bei NSTEMI häufig zu einer ST-Strecken-Senkung oder T-Wellen-Inversionen. Diese

Veränderungen spiegeln eher eine Ischämie (verringerte Durchblutung) als eine Verletzung in voller Dicke wider.

- T-Wellen-Inversionen: Diese weisen auf eine Ischämie hin und kommen bei NSTEMI häufig vor. Sie können noch Wochen nach dem Ereignis bestehen bleiben.

Perikarditis

Perikarditis ist eine Entzündung des Perikards, der dünnen sackartigen Membran, die das Herz umgibt. EKG-Veränderungen bei Perikarditis sind charakteristisch und können dabei helfen, sie von anderen Erkrankungen wie MI zu unterscheiden.

1. Diffuse ST-Hebung: Im Gegensatz zur lokalisierten ST-Hebung, die bei STEMI auftritt, verursacht Perikarditis typischerweise eine diffuse (weit

verbreitete) ST-Strecken-Hebung über mehrere Ableitungen hinweg.

- Konkave ST-Streckenhebung nach oben: Die ST-Streckenhebung bei Perikarditis hat oft ein konkaves (sattelförmiges) Aussehen, das sich vom konvexen (Grabstein-) Aussehen bei STEMI unterscheidet.

- Depression des PR-Segments: Ein weiteres wichtiges Merkmal ist die Depression des PR-Segments, die am deutlichsten in Ableitung II und anderen Extremitätenableitungen auftritt.

2. Stadienfortschritt: Perikarditis entwickelt sich in mehreren Stadien, mit anfänglicher ST-Hebung, gefolgt von einer Normalisierung, dann T-Wellen-Inversionen und schließlich einer Normalisierung der T-Wellen.

Lungenembolie (LE)

Eine Lungenembolie ist eine Verstopfung einer der Lungenarterien, die meist durch Blutgerinnsel verursacht wird, die von den Beinen oder anderen Körperteilen ausgehen (tiefe Venenthrombose). Obwohl das EKG nicht das primäre Diagnoseinstrument für PE ist, kann es wichtige Hinweise liefern.

1. Sinustachykardie: Der häufigste Befund bei PE ist eine Sinustachykardie, eine erhöhte Herzfrequenz.

- S1Q3T3-Muster: Dieses klassische, aber nicht überall vorkommende Muster umfasst eine tiefe S-Welle in Ableitung I, eine Q-Welle in Ableitung III und eine invertierte T-Welle in Ableitung III. Es deutet auf eine Überlastung des rechten Herzens aufgrund eines großen PE hin.

- Rechtsschenkelblock (RSB): Bei PE kann ein RSB oder ein unvollständiger RSB auftreten, was auf einen erhöhten Druck im rechten Ventrikel hinweist.

- Abweichung der rechten Achse: Diese Abweichung tritt aufgrund einer rechtsventrikulären Belastung oder Hypertrophie auf.

Fallstudien

Um diese Konzepte zum Leben zu erwecken, untersuchen wir einige reale Szenarien.

Fallstudie 1: Myokardinfarkt

Patientenhintergrund:

John, ein 55-jähriger Mann, kommt in die Notaufnahme und klagt über starke Brustschmerzen, die in seinen linken Arm und Kiefer ausstrahlen. Er ist schweißtreibend und kurzatmig.

Erste EKG-Befunde:

Das EKG zeigt eine signifikante ST-Strecken-Hebung in den Ableitungen II, III und aVF mit reziproker ST-Strecken-Senkung in den Ableitungen I und aVL. Darüber hinaus entwickeln sich in den unteren Ableitungen Q-Wellen.

Klinische Korrelation:

Diese EKG-Veränderungen weisen auf einen Unterwand-Myokardinfarkt hin. Das Vorhandensein reziproker Veränderungen und Q-Wellen bestätigt die Diagnose zusätzlich. John bekommt sofort Aspirin und Nitroglycerin und ist auf eine dringende Koronarangiographie vorbereitet.

Ergebnis:

Die Koronarangiographie zeigt einen vollständigen Verschluss der rechten Koronararterie. John unterzieht sich erfolgreich einer perkutanen Koronarintervention (PCI) mit

Stentplatzierung. Das Folge-EKG zeigt eine Auflösung der ST-Hebung und einen verbesserten klinischen Zustand.

Fallstudie 2: Perikarditis

Patientenhintergrund:

Maria, eine 30-jährige Frau, leidet unter stechenden Schmerzen in der Brust, die sich im Liegen verschlimmern und im Sitzen besser werden. Sie berichtet von einer kürzlich aufgetretenen viralen Infektion der oberen Atemwege.

Erste EKG-Befunde:

Das EKG zeigt in fast allen Ableitungen eine diffuse ST-Strecken-Hebung, am stärksten ausgeprägt in den Ableitungen I, II und V3–V6. Die ST-Segmente haben ein nach oben konkaves Aussehen. Zusätzlich kommt es in Ableitung II zu einer PR-Segmentdepression.

Klinische Korrelation:

Diese Befunde sind klassisch für eine akute Perikarditis. Die diffuse Natur der ST-Hebung und das Vorliegen einer PR-Segment-Depression sowie Marias Krankengeschichte stützen diese Diagnose. Maria wird gegen Entzündungen mit nichtsteroidalen Antirheumatika (NSAIDs) und Colchicin behandelt.

Ergebnis:

In den nächsten Tagen bessern sich Marias Symptome deutlich. Ein Folge-EKG zeigt die Auflösung der ST-Hebung und die Normalisierung des PR-Segments. Sie erholt sich weiterhin ohne Komplikationen.

Fallstudie 3: Lungenembolie

Patientenhintergrund:

Robert, ein 45-jähriger Mann mit einer Vorgeschichte von tiefen Venenthrombosen, stellt sich mit plötzlich einsetzender Kurzatmigkeit und Brustschmerzen vor. Er hat Tachykardie und Hypotonie.

Erste EKG-Befunde:

Das EKG zeigt eine Sinustachykardie mit einer Herzfrequenz von 120 Schlägen pro Minute. Es gibt ein S1Q3T3-Muster: eine tiefe S-Welle in Ableitung I, eine Q-Welle und eine invertierte T-Welle in Ableitung III. Es gibt auch Hinweise auf eine Abweichung der rechten Achse.

Klinische Korrelation:

Die EKG-Befunde deuten auf eine Rechtsherzbelastung hin, die mit einer erheblichen Lungenembolie einhergeht. Das S1Q3T3-Muster, die Sinustachykardie und die Rechtsachsenabweichung deuten auf diese Diagnose hin. Robert erhält eine

Antikoagulationstherapie und unterzieht sich einer CT-Lungenangiographie, die eine große Embolie in der rechten Lungenarterie bestätigt.

Ergebnis:

Aufgrund der Schwere seiner Symptome wird Robert mit einer thrombolytischen Therapie behandelt. Er stabilisiert sich in den nächsten 24 Stunden und nachfolgende EKGs zeigen eine Verbesserung des Belastungsmusters. Er wird unter langfristiger Antikoagulation entlassen und zur Nachsorge überwiesen.

Das Verständnis der klinischen Korrelation zwischen EKG-Veränderungen und verschiedenen Erkrankungen ist ein entscheidender Aspekt bei der Beherrschung der EKG-Interpretation. Durch die Erkennung spezifischer Muster im Zusammenhang mit Myokardinfarkt, Perikarditis und Lungenembolie können Sie zeitnahe und genaue Diagnosen stellen, eine angemessene Behandlung anleiten und die Patientenergebnisse verbessern. Anhand von Fallstudien haben wir gesehen, wie diese Prinzipien in realen Szenarien angewendet werden, was die Bedeutung eines systematischen und fundierten Ansatzes zur EKG-Interpretation unterstreicht. Wenn Sie Ihre Fähigkeiten weiter üben und verfeinern, werden Ihnen diese Erkenntnisse zur zweiten Natur werden und Sie in die Lage versetzen, einen erheblichen Einfluss auf die Versorgung Ihrer Patienten zu nehmen.

Praktische Tipps und Tricks

Die Interpretation eines EKG kann zunächst entmutigend wirken, aber mit etwas Übung und ein paar praktischen Tipps und Tricks wird es viel einfacher und macht sogar Spaß. In diesem Kapitel gehen wir auf häufige Fallstricke ein, auf die viele Anfänger stoßen, und geben Ihnen praktische Ratschläge, die Ihnen helfen, EKGs schnell und genau zu interpretieren.

Häufige Fallstricke bei der EKG-Interpretation

Wenn man mit der EKG-Interpretation beginnt, kann man leicht Fehler machen. Hier sind einige häufige Fallstricke und wie man sie vermeidet:

1. Kein systematischer Ansatz verwenden

Einer der häufigsten Fehler besteht darin, nicht systematisch vorzugehen. Das Überspringen von Schritten oder die isolierte Interpretation von Ergebnissen kann zu Fehlern führen. Verwenden Sie immer eine Schritt-für-Schritt-Methode: Frequenz, Rhythmus, Achse, Intervalle, Wellenformen und etwaige Anomalien.

2. Ignorieren der Patientengeschichte und des klinischen Kontexts

Die EKG-Interpretation sollte niemals im luftleeren Raum erfolgen. Berücksichtigen Sie immer die Anamnese und das klinische Erscheinungsbild des Patienten. Was beispielsweise bei einem gesunden jungen Erwachsenen wie ein gutartiger Befund aussehen könnte, könnte bei einem älteren Patienten mit einer Vorgeschichte von Herzerkrankungen von Bedeutung sein.

3. Probleme mit der Kalibrierung und der Elektrodenplatzierung übersehen

Stellen Sie vor der Interpretation eines EKG sicher, dass die Gerätekalibrierung korrekt ist und die Ableitungen richtig platziert sind. Eine falsche Elektrodenplatzierung kann zu irreführenden EKG-Aufzeichnungen und damit zu falschen Diagnosen führen.

4. Falsche Identifizierung normaler Varianten als pathologisch

Es ist wichtig zu erkennen, dass es normale Varianten bei den EKG-Messwerten gibt. Beispielsweise kann eine frühe Repolarisation besorgniserregend wirken, ist aber bei jungen, gesunden Menschen ein normaler Befund. Wenn Sie wissen, was eine normale Variante ausmacht, können Sie unnötige Alarme vermeiden.

5. Fehlinterpretation eines Artefakts als Abnormalität

Elektrische Störungen, Muskelzittern und Patientenbewegungen können Artefakte erzeugen, die pathologischen Befunden ähneln. Überprüfen Sie immer, ob das Muster über alle Leads hinweg konsistent ist oder ob es mit bekannten Artefakten übereinstimmt.

6. Versäumnis, subtile Änderungen zu erkennen

Subtile Änderungen können leicht übersehen werden, insbesondere wenn sie nur wenige Millimeter Abweichung aufweisen. Vergleichen Sie immer mit früheren EKGs, sofern verfügbar, und gehen Sie bei Ihrer Analyse gründlich vor.

7. Übermäßiges Vertrauen in EKG-Geräte

Moderne EKG-Geräte liefern häufig automatisierte Interpretationen. Diese können zwar hilfreich sein, sind aber nicht narrensicher. Überprüfen Sie die

Interpretation der Maschine immer anhand Ihrer eigenen Einschätzung.

Wenn Sie sich dieser häufigen Fallstricke bewusst sind, können Sie proaktive Maßnahmen ergreifen, um sie zu vermeiden und eine genauere EKG-Interpretation sicherzustellen.

Tipps für eine schnelle Interpretation

Ein EKG schnell zu interpretieren bedeutet nicht, dass man es überstürzen muss; es bedeutet, effizient und effektiv zu sein. Hier sind einige Tipps, die Ihnen helfen, den Prozess zu beschleunigen, ohne die Genauigkeit zu beeinträchtigen:

1. Entwickeln Sie eine Routine

Ein konsistenter, systematischer Ansatz ist der Schlüssel. Überprüfen Sie zunächst die Kalibrierung und die Elektrodenplatzierung. Analysieren Sie dann die Frequenz, den

Rhythmus, die Achse, die Intervalle, die Wellenformen und alle Anomalien jedes Mal in der gleichen Reihenfolge. Diese Routine trägt dazu bei, dass nichts übersehen wird.

2. Verwenden Sie Mnemonik

Mnemonik kann unglaublich hilfreich sein, um sich die Schritte und Komponenten der EKG-Interpretation zu merken. Eine beliebte Gedächtnisstütze ist „Rate, Rhythm, PQRST":

- Rate: Berechnen Sie die Herzfrequenz.
- Rhythmus: Bestimmen Sie, ob der Rhythmus regelmäßig oder unregelmäßig ist.
- P-Welle: Überprüfen Sie das Vorhandensein und die Morphologie von P-Wellen.
- QRS-Komplex: Analysieren Sie die QRS-Dauer und -Morphologie.

- ST-Strecke und T-Welle: Achten Sie auf Abweichungen oder Anomalien.

3. Bewerten Sie schnell die Rate

Wenn Sie die Anzahl der R-Wellen in einem 6-Sekunden-Streifen zählen und mit 10 multiplizieren, erhalten Sie eine schnelle Schätzung der Herzfrequenz. Alternativ können Sie für regelmäßige Rhythmen die Regel „300, 150, 100, 75, 60, 50" verwenden, indem Sie 300 durch die Anzahl der großen Quadrate zwischen den R-Zacken dividieren.

4. Rhythmus auf einen Blick

Achten Sie bei der Rhythmusbeurteilung auf die Regelmäßigkeit der R-R-Intervalle. Regelmäßige Intervalle deuten auf einen regelmäßigen Rhythmus hin, während variable Intervalle auf einen unregelmäßigen Rhythmus hinweisen. Überprüfen Sie außerdem, ob vor jedem

QRS-Komplex eine P-Welle vorhanden ist, um die atrioventrikuläre (AV) Assoziation zu beurteilen.

5. Konzentrieren Sie sich auf wichtige Leads

Bestimmte Leads bieten weitere Informationen zu bestimmten Bedingungen. Zum Beispiel:

- Ableitung II: Hervorragend geeignet zur Beurteilung der Vorhofaktivität und des Vorhofrhythmus.

- Ableitungen V1 und V6: Hilfreich zur Beurteilung der ventrikulären Aktivität und Schenkelblockaden.

- Ableitungen I, II und aVF: Nützlich zur Bestimmung der elektrischen Achse des Herzens.

6. Erkennen Sie häufige Anomalien

Machen Sie sich mit häufigen EKG-Mustern und Anomalien vertraut, wie zum Beispiel:

- Vorhofflimmern: Unregelmäßig unregelmäßiger Rhythmus ohne ausgeprägte P-Wellen.
- ST-Hebung: Zeigt einen Myokardinfarkt an.
- T-Wellen-Inversionen: Kann auf Ischämie oder andere Erkrankungen hinweisen.
- Breiter QRS-Komplex: Kann auf einen Schenkelblock oder einen ventrikulären Rhythmus hinweisen.

7. Üben, üben, üben

Je mehr EKGs Sie interpretieren, desto kompetenter werden Sie. Üben Sie mit einer Vielzahl von EKGs, von normal bis stark abnormal, um Ihre Fähigkeiten und Ihr Selbstvertrauen zu stärken.

8. Setzen Sie Technologie mit Bedacht ein

Es gibt viele hervorragende Apps und Online-Ressourcen, die EKG-Übungsstreifen, Tutorials und sogar interaktive Tests bereitstellen. Diese Tools können Ihr Lernen ergänzen und zusätzliche Übungsmöglichkeiten bieten.

9. Bleiben Sie auf dem Laufenden

Richtlinien zur EKG-Interpretation können sich weiterentwickeln. Bleiben Sie auf dem Laufenden, indem Sie relevante medizinische Fachliteratur lesen, Workshops besuchen und an Weiterbildungskursen teilnehmen.

10. Holen Sie Feedback ein

Wenn Sie sich in einer Lernumgebung befinden, bitten Sie erfahrene Kollegen oder Mentoren um Feedback. Wenn Sie Ihre Interpretationen besprechen und von anderen lernen, können Sie Ihre Fähigkeiten erheblich verbessern.

Wenn Sie diese Tipps weiter üben und anwenden, werden Sie feststellen, dass die EKG-Interpretation weniger entmutigend und intuitiver wird. Denken Sie daran, dass es Zeit und Geduld erfordert, sich diese Kenntnisse anzueignen. Üben und lernen Sie also weiter.

Zusammenfassend lässt sich sagen, dass die genaue und effiziente Interpretation von EKGs eine Fähigkeit ist, die Wissen, Übung und einen systematischen Ansatz vereint. Indem Sie häufige Fallstricke vermeiden und praktische Tipps und Tricks anwenden, können Sie das nötige Selbstvertrauen und Fachwissen entwickeln, um wichtige klinische Entscheidungen auf der Grundlage von EKG-Befunden zu treffen. Begeben Sie sich auf die Reise, die EKG-Interpretation zu meistern, und entdecken Sie eine faszinierende Welt, die Ihr Verständnis des

Herzens erweitert und die Patientenversorgung verbessert.

Üben Sie EKGs

Beispiel-EKGs für die Praxis

Wenn Sie sich auf den Weg machen, die EKG-Interpretation zu meistern, ist Übung unerlässlich. Um EKGs wirklich zu verstehen und zu beherrschen, müssen Sie sich verschiedene Beispiele ansehen und lernen, sie zu interpretieren. In diesem Kapitel finden Sie eine Sammlung von Beispiel-EKGs, die häufige Szenarien darstellen, denen Sie in der klinischen Praxis begegnen können. Zu jedem Beispiel gibt es eine ausführliche Erklärung, die Sie durch den Interpretationsprozess führt. Tauchen wir also ein und beginnen mit der Entschlüsselung dieser faszinierenden Herzrhythmen.

Beispiel-EKG 1: Normaler Sinusrhythmus

Beginnen wir mit den Grundlagen – einem normalen Sinusrhythmus. Bevor man zu abnormalen Mustern übergeht, ist es wichtig zu verstehen, wie ein normales EKG aussieht.

![EKG-Bild – Normaler Sinusrhythmus](https://www.example.com/normal-sinus-rhythm.png)

Interpretationsschritte:

1. Herzfrequenz: Zählen Sie die Anzahl der QRS-Komplexe in einem 6-Sekunden-Streifen und multiplizieren Sie sie mit 10, um die Herzfrequenz pro Minute zu erhalten. In diesem Beispiel sehen Sie 8 QRS-Komplexe, sodass die Herzfrequenz 80 Schläge pro Minute (bpm) beträgt.

2. Rhythmus: Achten Sie auf Regelmäßigkeit. Die R-R-Intervalle sind konsistent und weisen auf einen regelmäßigen Rhythmus hin.

3. P-Wellen: Überprüfen Sie, ob auf jede P-Welle ein QRS-Komplex folgt. Hier folgt auf jede P-Welle ein QRS, und die P-Wellen sind aufrecht und gleichmäßig.

4. PR-Intervall: Messen Sie den Abstand vom Beginn der P-Welle bis zum Beginn des QRS-Komplexes. Sie sollte zwischen 0,12 und 0,20 Sekunden liegen. Dieses Beispiel zeigt ein PR-Intervall von 0,16 Sekunden.

5. QRS-Dauer: Messen Sie die Breite des QRS-Komplexes. Sie sollte weniger als 0,12 Sekunden betragen. Hier beträgt die QRS-Dauer 0,08 Sekunden.

Fazit: Dieses EKG zeigt einen normalen Sinusrhythmus, wie man ihn von einem gesunden Menschen erwarten kann.

Beispiel-EKG 2: Sinusbradykardie

Schauen wir uns als Nächstes ein Beispiel einer Sinusbradykardie an, bei der die Herzfrequenz langsamer als normal ist.

Interpretationsschritte:

1. Bewerten: Zählen Sie die QRS-Komplexe. In diesem 6-Sekunden-Streifen gibt es 5 QRS-Komplexe, die eine Herzfrequenz von 50 Schlägen pro Minute anzeigen.

2. Rhythmus: Die R-R-Intervalle sind regelmäßig.

3. P-Wellen: Auf jede P-Welle folgt ein QRS-Komplex.

4. PR-Intervall: Das PR-Intervall liegt innerhalb der normalen Grenzen und beträgt 0,18 Sekunden.

5. QRS-Dauer: Die Dauer des QRS-Komplexes beträgt 0,08 Sekunden.

Schlussfolgerung: Dieses EKG zeigt eine Sinusbradykardie, eine langsamere als normale Herzfrequenz, aber ansonsten normale Erregungsleitung.

Beispiel-EKG 3: Vorhofflimmern

Schauen wir uns nun einen komplexeren Rhythmus an: Vorhofflimmern.

Interpretationsschritte:

1. Rate: Die Rate ist bei Vorhofflimmern unterschiedlich, Sie können jedoch einen Durchschnitt schätzen. In diesem Beispiel beträgt die Herzfrequenz etwa 110 Schläge pro Minute.

2. Rhythmus: Die R-R-Intervalle sind unregelmäßig.

3. P-Wellen: Es sind keine P-Wellen erkennbar; stattdessen kommt es zu unregelmäßigen, flimmernden Wellen.

4. PR-Intervall: Aufgrund des Fehlens konsistenter P-Wellen nicht messbar.

5. QRS-Dauer: Die QRS-Komplexe sind schmal und haben eine Dauer von 0,08 Sekunden.

Schlussfolgerung: Dieses EKG zeigt Vorhofflimmern, gekennzeichnet durch ein unregelmäßiger Rhythmus und Fehlen von P-Wellen.

Beispiel-EKG 4: Ventrikuläre Tachykardie

Kommen wir zu einem Beispiel einer potenziell lebensbedrohlichen Arrhythmie – der ventrikulären Tachykardie.

Interpretationsschritte:

1. Herzfrequenz: Die Herzfrequenz ist sehr schnell, etwa 180 Schläge pro Minute.

2. Rhythmus: Der Rhythmus ist regelmäßig.

3. P-Wellen: P-Wellen sind bei ventrikulärer Tachykardie normalerweise nicht sichtbar.

4. PR-Intervall: Nicht messbar.

5. QRS-Dauer: Die QRS-Komplexe sind breit und überschreiten 0,12 Sekunden, oft etwa 0,16 Sekunden.

Schlussfolgerung: Dieses EKG weist auf eine ventrikuläre Tachykardie hin, einen gefährlichen Zustand, der sofortige ärztliche Hilfe erfordert.

Ausführliche Erklärungen und Antworten

Um das EKG-Lesen zu meistern, ist es entscheidend, das „Warum" hinter jeder Interpretation zu verstehen. Hier gehen wir näher auf die detaillierten Erläuterungen zu den einzelnen EKG-Beispielen ein.

Erklärung des normalen Sinusrhythmus

Ein normaler Sinusrhythmus ist der Goldstandard für den Vergleich mit anderen EKGs. Dies bedeutet, dass die elektrische Aktivität des Herzens korrekt funktioniert, ausgehend vom Sinusknoten (SA), dem natürlichen Schrittmacher. Die P-Wellen zeigen eine atriale Depolarisation an, der QRS-Komplex zeigt eine ventrikuläre Depolarisation und die T-Welle repräsentiert eine ventrikuläre Repolarisation.

Erläuterung der Sinusbradykardie

Bei einer Sinusbradykardie ist die Herzfrequenz langsamer als normal, folgt jedoch demselben elektrischen Signalweg wie der normale Sinusrhythmus. Es kann bei gesunden Personen, insbesondere Sportlern, und im Schlaf beobachtet werden. Es kann jedoch auch auf Probleme wie eine Schilddrüsenunterfunktion, einen erhöhten Hirndruck oder die Wirkung bestimmter Medikamente hinweisen.

Erklärung zu Vorhofflimmern

Vorhofflimmern ist eine häufige Herzrhythmusstörung, bei der die Vorhöfe unregelmäßig und oft schnell schlagen, was zu einer schlechten Durchblutung und einem erhöhten Schlaganfallrisiko führt. Das Fehlen von P-Wellen und das Vorhandensein unregelmäßiger R-R-Intervalle sind wichtige Identifikatoren. Die Behandlung kann Frequenzkontrolle, Rhythmuskontrolle und Antikoagulationstherapie umfassen, um thromboembolische Ereignisse zu verhindern.

Erläuterung der ventrikulären Tachykardie

Ventrikuläre Tachykardie (VT) ist eine schwerwiegende Erkrankung, die zu Kammerflimmern und plötzlichem Herzstillstand führen kann. Es stammt aus den Ventrikeln und die breiten QRS-Komplexe spiegeln eine abnormale Erregungsleitung wider. VT kann durch strukturelle Herzerkrankungen, Elektrolytstörungen oder Myokardinfarkt verursacht werden. Möglicherweise ist ein sofortiges Eingreifen wie Antiarrhythmika, Kardioversion oder Defibrillation erforderlich.

Indem Sie mit diesen Beispiel-EKGs üben und die detaillierten Erklärungen verstehen, werden Sie das nötige Selbstvertrauen und die nötigen Fähigkeiten aufbauen, um ein breites Spektrum an EKGs genau zu interpretieren. Denken Sie daran, dass jedes EKG, dem Sie begegnen, eine Gelegenheit ist, Ihr Wissen anzuwenden und Ihre Interpretationsfähigkeiten zu verbessern. Üben Sie weiter, bleiben Sie neugierig, und schon bald werden die einst geheimnisvollen Linien auf dem EKG-Papier eine klare und überzeugende Geschichte erzählen.

Abschluss

Am Ende dieser Reise ist es an der Zeit, über den Reichtum an Wissen nachzudenken, den Sie erworben haben, und über die Fähigkeiten, die Sie in diesem Buch verfeinert haben. Der Bereich der 12-Kanal-EKG-Interpretation ist umfangreich und kompliziert, aber dennoch äußerst lohnend. Jedes Kapitel war ein Schritt auf dem Weg zur Beherrschung der Kunst, die elektrische Aktivität des Herzens zu lesen, einer Fähigkeit, die ebenso wichtig wie lebensrettend ist.

Erinnern Sie sich noch daran, als wir anfingen, diese anfänglichen, scheinbar kryptischen Linien und Wellen zu entschlüsseln? Was einst als unleserlicher Code erschien, erzählt heute eine klare und detaillierte Geschichte. Sie haben gelernt, über die Oberfläche des EKG-Streifens hinauszuschauen und in den Rhythmus und die Schläge des Herzens einzutauchen, um die Geheimnisse darin aufzudecken. Dieser Wandel vom Anfänger zum erfahrenen Dolmetscher ist ein Beweis für Ihr Engagement und Ihre Neugier.

In diesem Buch haben wir uns mit den Grundlagen befasst, von den grundlegenden Komponenten eines EKGs bis hin zu den Feinheiten eines 12-Kanal-Systems. Wir haben den normalen Sinusrhythmus, den Eckpfeiler der EKG-Interpretation, entmystifiziert und eine solide Grundlage geschaffen, auf der alle anderen Interpretationen aufbauen. Es ist von entscheidender Bedeutung, zu verstehen, was normal ist, denn so können Sie erkennen, wenn etwas nicht stimmt – eine Fähigkeit, die in der klinischen Praxis von unschätzbarem Wert ist.

Wir wagten uns in die Welt der Herzrhythmusstörungen und lernten, häufige und ungewöhnliche Muster zu erkennen, die auf verschiedene

Herzerkrankungen hinweisen. Von den langsamen Schlägen der Sinusbradykardie bis zu den chaotischen Wellen des Vorhofflimmerns haben Sie die Fähigkeit erlangt, die Auswirkungen dieser Rhythmen zu erkennen und zu verstehen. Noch wichtiger ist, dass Sie gelernt haben, darauf zu reagieren und die klinische Bedeutung und mögliche Behandlungen zu verstehen.

Die Reise endete hier nicht. Wir befassten uns mit komplexeren Interpretationen, einschließlich der Identifizierung von Ischämie und Infarkt, Zuständen, die eine schnelle und genaue Diagnose erfordern. Die Fähigkeit, diese Muster zu erkennen, kann einen entscheidenden Einfluss auf die Patientenergebnisse haben und unterstreicht die Bedeutung Ihrer Fähigkeiten.

Einer der bereicherndsten Teile dieser Reise war die praktische Anwendung des Wissens durch Fallstudien und Übungs-EKGs. Diese

Beispiele aus der Praxis überbrücken die Lücke zwischen Theorie und Praxis und ermöglichen es Ihnen, Ihre Fähigkeiten in einer sicheren, lehrreichen Umgebung zu testen und zu verfeinern. Jede Fallstudie war eine Gelegenheit, das Gelernte anzuwenden, kritisch zu denken und einen systematischen Ansatz zur EKG-Interpretation zu entwickeln.

Aber die Reise des Lernens endet nie wirklich. Das Herz mit seinen Komplexitäten und Nuancen kann uns immer mehr lehren. Üben Sie weiter, lesen Sie und suchen Sie nach neuen Erfahrungen. Jedes EKG, das Sie interpretieren, ist ein weiterer Schritt zur Meisterschaft, eine weitere Gelegenheit, Ihr Verständnis zu verbessern und Ihre Fähigkeiten zu schärfen.

Dieses Buch hat Sie mit einem robusten Toolkit ausgestattet. Sie haben gelernt, die Frequenz, den Rhythmus und die

Morphologie von EKGs zu messen und zu analysieren. Sie können jetzt wichtige Merkmale und Anomalien identifizieren, ihre klinischen Auswirkungen verstehen und auf der Grundlage Ihrer Interpretationen fundierte Entscheidungen treffen. Diese Fähigkeiten sind nicht nur akademisch; Sie sind praktisch und unverzichtbar und wirken sich auf die Pflege Ihrer Patienten aus.

Behalten Sie bei Ihrem weiteren Vorgehen den systematischen Ansatz bei, der in diesem Buch immer wieder betont wird. Beginnen Sie immer mit den Grundlagen – Geschwindigkeit, Rhythmus und Intervalle – bevor Sie mit komplexeren Analysen fortfahren. Dieser methodische Ansatz stellt sicher, dass kein Detail übersehen wird, was zu genauen und gründlichen Interpretationen führt.

Ihre Reise in die EKG-Interpretation ist auch eine Reise der Weiterentwicklung als medizinisches Fachpersonal. Die Fähigkeit, EKGs zu lesen und zu interpretieren, erweitert Ihre diagnostischen Fähigkeiten, erweitert Ihren klinischen Scharfsinn und verbessert letztendlich die Qualität Ihrer Pflege. Es ist eine Fähigkeit, die Sie Ihren Patienten näher bringt und es Ihnen ermöglicht, ihre Herzen im wahrsten Sinne des Wortes zu verstehen.

Zusammenfassend lässt sich sagen, dass die Beherrschung der 12-Kanal-EKG-Interpretation sowohl eine Herausforderung als auch ein Privileg ist. Es handelt sich um eine Fähigkeit, die ständige Übung, einen scharfen Blick für Details und ein tiefes Verständnis der Herzphysiologie erfordert. Aber es ist auch eine Fähigkeit, die sowohl beruflich als auch persönlich enorme Vorteile mit sich bringt. Das erworbene Wissen versetzt Sie in die Lage, wichtige Entscheidungen zu treffen, in Notfällen schnell zu handeln und Ihre Patienten umfassend zu betreuen.

Wenn Sie dieses Buch schließen, seien Sie stolz auf das, was Sie erreicht haben. Sie haben eine Reise in das Herz der Medizin angetreten, die sich mit jedem EKG, das Sie interpretieren, weiter entfaltet. Lernen Sie weiter, üben Sie weiter und lassen Sie sich von Ihrer Leidenschaft für das Verständnis des Herzens vorantreiben. Die Geschichte des Herzens entwickelt sich ständig weiter und mit den Fähigkeiten, die Sie entwickelt haben, sind Sie jetzt gut gerüstet, sie zu lesen und darauf zu reagieren.

Vielen Dank, dass Sie diesem Buch erlaubt haben, Teil Ihrer Reise zu sein. Auf Ihr weiteres Wachstum, auf das Leben, das Sie beeinflussen werden, und auf die Herzschläge, die Sie verstehen werden. Die Welt der EKG-Interpretation steht Ihnen zur Verfügung – genießen Sie sie mit Zuversicht und Neugier.

www.ingramcontent.com/pod-product-compliance
Lightning Source LLC
Chambersburg PA
CBHW071935210526
45479CB00002B/695